BEI GRIN MACHT SICH IHR WISSEN BEZAHLT

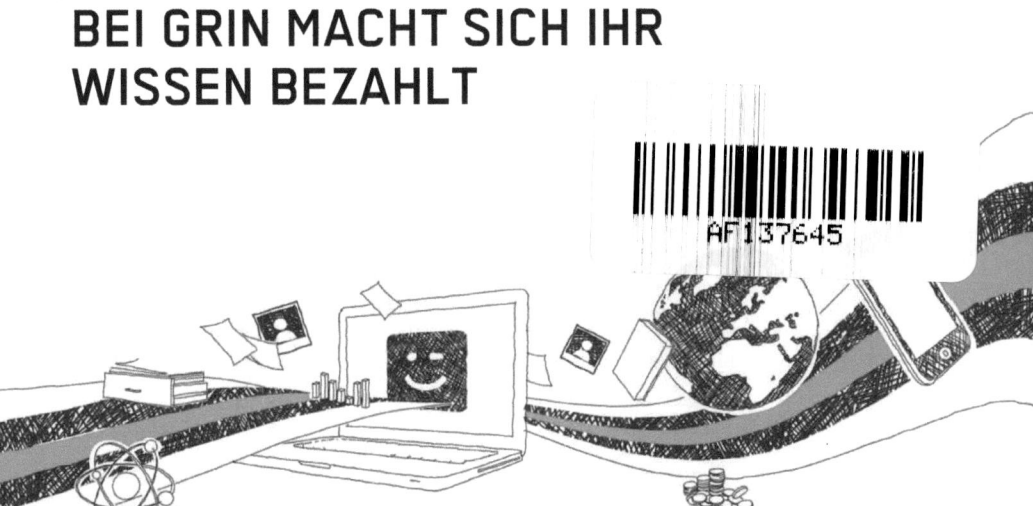

AF137645

- Wir veröffentlichen Ihre Hausarbeit,
  Bachelor- und Masterarbeit

- Ihr eigenes eBook und Buch -
  weltweit in allen wichtigen Shops

- Verdienen Sie an jedem Verkauf

Jetzt bei www.GRIN.com hochladen
und kostenlos publizieren

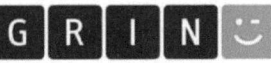

Bibliografische Information der Deutschen Nationalbibliothek:

Die Deutsche Bibliothek verzeichnet diese Publikation in der Deutschen National-
bibliografie; detaillierte bibliografische Daten sind im Internet über http://dnb.d-
nb.de/ abrufbar.

Dieses Werk sowie alle darin enthaltenen einzelnen Beiträge und Abbildungen
sind urheberrechtlich geschützt. Jede Verwertung, die nicht ausdrücklich vom
Urheberrechtsschutz zugelassen ist, bedarf der vorherigen Zustimmung des Verla-
ges. Das gilt insbesondere für Vervielfältigungen, Bearbeitungen, Übersetzungen,
Mikroverfilmungen, Auswertungen durch Datenbanken und für die Einspeicherung
und Verarbeitung in elektronische Systeme. Alle Rechte, auch die des auszugsweisen
Nachdrucks, der fotomechanischen Wiedergabe (einschließlich Mikrokopie) sowie
der Auswertung durch Datenbanken oder ähnliche Einrichtungen, vorbehalten.

Impressum:

Copyright © 2007 GRIN Verlag, Open Publishing GmbH
Druck und Bindung: Books on Demand GmbH, Norderstedt Germany
ISBN: 9783640488452

Dieses Buch bei GRIN:

http://www.grin.com/de/e-book/139004/ueber-die-potentielle-anwendung-onkoly-
tischer-viren-in-der-krebstherapie

Julia Schönleber

Über die potentielle Anwendung onkolytischer Viren in der Krebstherapie

GRIN Verlag

GRIN - Your knowledge has value

Der GRIN Verlag publiziert seit 1998 wissenschaftliche Arbeiten von Studenten, Hochschullehrern und anderen Akademikern als eBook und gedrucktes Buch. Die Verlagswebsite www.grin.com ist die ideale Plattform zur Veröffentlichung von Hausarbeiten, Abschlussarbeiten, wissenschaftlichen Aufsätzen, Dissertationen und Fachbüchern.

Besuchen Sie uns im Internet:

http://www.grin.com/

http://www.facebook.com/grincom

http://www.twitter.com/grin_com

Aus dem Institut für Virologie

der Medizinischen Fakultät der Charité - Universitätsmedizin Berlin

HAUSARBEIT

Über die potentielle Anwendung onkolytischer Viren in der Krebstherapie

vorgelegt der medizinischen Fakultät der

Charité - Universitätsmedizin Berlin

VON

Julia Schönleber

im SoSe 2008

Inhaltsverzeichnis

Inhaltsverzeichnis III

1. **Einleitung** 1

   1.1   Geschichtlicher Hintergrund 1

   1.2   Viren 1

       1.2.1   Aufbau und Vermehrung 1

       1.2.2   Taxonomie 2

   1.3   Onkolytische Viren 4

       1.3.1   Charakteristika onkolytischer Viren 4

       1.3.2   Vertreter onkolytischer Viren 4

   1.4   Erhöhung der Sicherheit und Effizienz onkolytischer Viren 8

       1.4.1   Erhöhung der Sicherheit 8

       1.4.2   Erhöhung der Effizienz 8

   1.5   Zielsetzung 8

2. **Methodik** 9

   2.1   Ein- und Ausschlusskriterien 9

   2.2   Suchstrategie 9

3. **Ergebnisse** 9

   3.1   Suchergebnisse 9

   3.2   Studiencharakteristika 10

   3.3   Effizenz der Therapie 10

   3.4   Sicherheit und Verträglichkeit der Therapie 12

4. **Diskussion** 13

   4.1   Hauptergebnisse 13

   4.2   Stärken und Schwächen der Arbeit 14

   4.3   Offene Fragen und zukünftige Forschungsbereiche 14

5. **Zusammenfassung** 15

6. **Literaturverzeichnis** 17

1. Einleitung

1.1 Geschichtlicher Hintergrund

Die Idee Viren zur Krebstherapie zu nutzen ist nicht neu. Bereits 1912 beobachtete der italienische Physiker De Pace Tumorregressionen bei Patienten nach einer Tollwutimpfung (1). Ungefähr zur selben Zeit führte eine Infektion mit Hühnerpocken zum Rückgang einer lymphatischen Leukämie bei einem vierjährigen Jungen. Innerhalb weniger Tage verkleinerten sich Milz und Leber des Jungen und seine Lymphozytenzahl fiel von 200/µl auf 4/µl. Unglücklicherweise war die Remission nicht stabil und der Junge verstarb (2).

Zwischen 1950 und 1960 wurden unterschiedlichste Studien veröffentlicht, welche sich mit der onkolytischen Potenz von u.a. Adenoviren, Newcastle-Disease-Virus und dem Herpes-Simplex-Virus bei Mensch und Tier beschäftigten. Eine große Studie des National Cancer Institutes von 1956 zeigte die Wirksamkeit von Wildtyp Adenoviren unterschiedlicher Serotypen in einer Blindstudie von 30 Patienten mit Zervixkarzinom. Den Patientinnen wurden die Viren intratumoral (i.t.) oder intraarteriell (i.a.) verabreicht (1). Während es initial zu einer Tumorregression kam, zeigte sich im Folgenden jedoch eine Tumorprogression bei allen Patienten (1). Diese Ineffizenz der Virustherapie spiegelte sich auch in anderen zeitgleichen Versuchen wider und trug neben starken Nebenwirkungen dazu bei, dass die Behandlungen eingestellt und das Behandlungskonzept verworfen wurde (3). Dank der fast unbegrenzten Möglichkeiten in Bezug auf gentechnische Methoden, ist man hingegen heute in der Lage, die Effizienz onkolytischer Viren zu erhöhen.

1.2 Viren[*]

1.2.1 Aufbau und Vermehrung

Aufbau: Viren sind im Vergleich zu Viroiden und Virusoiden größere und komplexere pathogene Agenzien. Sie bestehen aus Nukleinsäure und Protein, besitzen aber keine zelluläre Struktur und keinen Stoffwechsel. Dementsprechend sind sie obligat parasitär und können sich nur in Wirtszellen vermehren. Neben dem intrazellulären Lebenszyklus kann ein Virus auch extrazellulär, als Virion (reifes Viruspartikel) vorliegen. Dieses besteht beim "nackten" Virion aus zwei, beim "behüllten" Virion aus drei Komponenten

1. Kapsid-Protein: Es besteht aus einer Proteinstruktur, die das Genom kapselartig umgibt und selbst wiederum aus regelmäßig angeordneten Polypeptidstrukturen, den so genannten

---

[*] weiterführende Informationen siehe ausführliche Lehrbücher der Mikrobiologie

Kapsomeren, besteht. Das Kapsid schützt das Virus vor Degradation. Zudem ist es bei dem "nackten" Virion für den Andockvorgang an die Wirtzelle obligat und determiniert seine Antigenität. Durch die Kapsomerzusammenlagerung kann das Virion eine kubische, helicale oder komplexe Symmetrie aufweisen.

2. Nukleinsäure: Man unterscheidet zwischen DNA und RNA, die einzelsträngig (*single stranded-ss-*) oder doppelsträngig (*double stranded-ds-*), zirkulär oder linear vorliegen kann. Die meisten DNA-Viren sind doppelsträngig, die meisten RNA-Viren hingegen einsträngig. Bei den ssRNA-Viren muss zwischen einem (+) und einem (-) Strang unterschieden werden, der entweder direkt als mRNA dient (+) oder erst nach Transkription in einen Komplementärstrang (-) in Protein translatiert werden kann.

3. Hülle bei "behüllten" Viren: Die Aussenhülle, das so genannte Envelope, entspricht einer Lipidmembran und entstammt der Wirtzelle. Ihr sind viruskodierende Proteine als so genannte Spikes eingelagert. Diese dienen oft als Adhäsionsmoleküle und sind starke Antigene.

Vermehrung: Der bestimmende Interaktionsschritt eines Virus mit seinem Wirt ist die spezifische Bindung eines virusständigen Liganden an einen Wirtzellrezeptor, der in der Regel andere physiologische Aufgaben erfüllt. (*Adsorption*) Die so genannte *Penetration*, d.h. das Eindringen des Virus in das Zellinnere, kann sich durch rezeptorvermittelte Endozytose oder durch Verschmelzen mit der Plasmamembran (durch ein Fusionsprotein vermittelt) vollziehen. Die Freisetzung der Nukleinsäure findet im Zellplasma oder nukleär statt und ist in der Regel durch ein Enzym vermittelt. (*Uncoating*) Die *Virusreplikation* umfasst die virale Genexpression und - vermehrung, die je nach Genomkonfiguration des Ursprungsvirus unterschiedlich verlaufen. Die virale Proteinsynthese sowie die posttranslationalen Modifikationen werden durch die Translationsmechanismen der Wirtzelle geleistet. Diesem Schritt folgt die *Virusmorphogenese*, der die Ausschleusung durch Knospung (*Budding*), bei der die Wirtzelle in der Regel nicht zerstört wird, oder die Ausschleusung durch Zelllyse folgt.

1.2.2 Taxonomie
Viren werden nach verschiedenen Kriterien klassifiziert. Man unterscheidet u.a. nach den Folgenden

Tabelle 1 Taxonomie

Art des Genoms	Wirt	Kapsidsymmetrie	Hülle	Ort ihrer Vermehrung
DNA,RNA	Mensch, Tier, Pflanze, Bakterium	kubisch, helical, komplex	ja, nein	nukleär, zytoplasmatisch

In Anlehnung an die unterschiedlichen Replikationsstrategien der Viren und ihrem Genom wurde die Baltimore-Klassifikation nach dem Nobelpreisträger David Baltimore entwickelt. Sie unterteilt die bekannten Virusarten in sieben Gruppen.

Tabelle 2 Baltimore Taxonomie

Baltimore I	dsDNA	u.a. *Poxviridae, Herpesviridae, Adenoviridae*
Baltimore II	ssDNA	*Parvoviridae*
Baltimore III	dsRNA	u.a. *Reoviridae*
Baltimore IV	ss(+)RNA	u.a. *Flaviviridae, Coronaviridae*
Baltimore V	ss(-)RNA	u.a. *Rhabdoviridae, Paramyxoviridae*
Baltimore VI	ss(+)RNA Rücküberführung in DNA	*Retroviridae*
Baltimore VII	ds(DNA) mit RNA Zwischenschritt	u.a. *Hepadnaviridae*

1.3 Onkolytische Viren

1.3.1 Charakteristika onkolytischer Viren

Generell eignen sich fast alle Viren mit einem zytolytischen Zellzyklus in humanen Zellen als potentielle onkolytische Viren (1). Im Hinblick auf die Anwendung onkolytischer Viren zur Therapie von malignen Neubildungen im Menschen, sollten gewisse Sicherheitsaspekte beachtet werden. Die verwendeten onkolytischen Viren sollten nicht mutagen, kanzerogen oder teratogen sein. Eine geringe oder fehlende Humanpathogenität ist wünschenswert. Nach Möglichkeit sollten antivirale Medikationen etabliert sein um die Vermehrung und Ausbreitung des Virus im Notfall effizient stoppen zu können. Nicht integrative Viren sind zu präferieren. Bezüglich der onkolytischen Potenz der Viren lässt sich festhalten, dass kurze Lebenszyklen, hohe physikalische Stabilität und eine ausgeprägte interzelluläre Ausbreitung der Viren ihre onkolytischen Fähigkeiten erhöhen. Eine fehlende vorbestehende Immunität ist wünschenswert, da das Vorhandensein eines immunologischen Gedächtnis die systemische Viruselimination beschleunigt und somit weniger Viren zum Wirkort gelangen (1).

Die wichtigste Eigenschaft onkolytischer Viren ist jedoch ihre Spezifität gegenüber malignen Zellen. Nur wenn sich die Viren vorzugsweise oder ausschließlich in malignen Zellen vermehren ist die nötige Sicherheit gegeben, die vorhanden sein muss, damit sie bei der Therapie am Menschen eingesetzt werden können. An einigen Viren lässt sich beobachten, dass Krebszellen von Viren gegenüber normalen Zellen präferiert werden. Krebszellen haben während ihres Wachstums eine Entwicklung durchgemacht, die Punktmutationen und Chromosomenshifts beinhaltete und die Zellen mit Wachstumsvorteilen gegenüber normalen Zellen ausstattete. Gleichzeitig führte sie jedoch zum Verlust wichtiger Komponenten zellulärer Verteidigungsmechanismen, welche sie für viele Viren zu einem vorteilhaften Wirt machte (4). Auf diese Besonderheiten soll im Nachfolgenden näher eingegangen werden.

1.3.2 Vertreter onkolytischer Viren

Reovirus, Vesicular-Stomatitis-Virus (VSV) und das Newcastle-Disease-Virus (NDV) sind Vertreter von Viren mit einer natürlichen onkolytischen Potenz. Sie werden teilweise unverändert in klinischen Studien genutzt. Das Adenovirus und das Humane-Herpes-Simplex-Virus (HSV-1) sind Viren, die erst nach verschiedenen gentechnischen Modifikationen zur Onkolyse eingesetzt werden können. Weitere onkolytische Viren, auf die ich im Rahmen dieser Arbeit aber nicht näher eingehen möchte, sind das Masernvirus und das Vaccinia Virus. Im Nachfolgenden werden kurz die wichtigsten Eigenschaften onkolytischer Viren dargestellt.

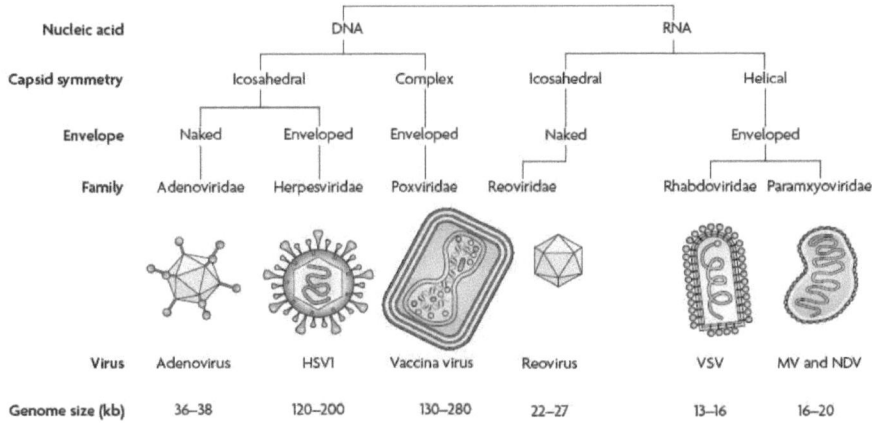

Nucleic acid	DNA			RNA		
Capsid symmetry	Icosahedral		Complex	Icosahedral	Helical	
Envelope	Naked	Enveloped	Enveloped	Naked	Enveloped	
Family	Adenoviridae	Herpesviridae	Poxviridae	Reoviridae	Rhabdoviridae	Paramxyoviridae
Virus	Adenovirus	HSV1	Vaccina virus	Reovirus	VSV	MV and NDV
Genome size (kb)	36–38	120–200	130–280	22–27	13–16	16–20

Grafik 1 (modifiziert nach R. Cattaneo (5))

Das *Reovirus* ist ein unbehülltes RNA Virus der Familie der Reoviridae. Es ist nur leicht humanpathogen und Infektionen beschränken sich auf den Atem- und Gastrointestinaltrakt. Das Reovirus repliziert sich nicht in gesunden Zellen. Grund hierfür ist, dass frühe virale Genprodukte die PKR-Proteinkinase aktivieren, die eine weitere Proteintranslation durch eine Phosphorylierung des eukaryontischen Initiation Faktor 2α (EIF2α), einem Translationsfaktor, inhibiert. 30% aller humanen Tumore zeigen eine Mutation des Ras-Pathways (1). Dieses Protein beeinträchtigt den oben genannten Mechanismus der PKR Aktivierung und erlaubt somit eine virale Proteinsynthese sowie das Fortschreiten des lytischen Zellzyklus in Tumorzellen.

Das *Newcatle-Disease-Virus* (NDV) ist ein unbehülltes RNA Virus das Geflügel befällt. NDV ist nicht humanpathogen. Seine natürliche onkolytische Potenz lässt sich auf eine virale Induktion der Sekretion des Tumornekrosefaktors α (TNFα) durch periphere monoklonale Blutzellen zurückführen. Des weiteren wird angenommen, dass NDV in der Lage ist, die Sensitivität neoplastischer Zellen gegenüber TNFα zu verstärken (1).

Das *Vesicular-Stomatitis-Virus* (VSV) ist ein behülltes RNA-Virus. Es ist nicht humanpathogen und verursacht nur leichte Infektionen bei Schwein und Rind. Seine Tumorspezifität lässt sich auf eine starke Interferonsensitivität zurückführen, die verhindert, dass es sich in gesunden Zellen mit normaler Interferonantwort vermehren kann (1). VSV nutzt die defekten Interferon Pathways in malignen Zellen zur selektiven Replikation. Eine

Infektion mit VSV unterdrückt zudem durch Blockade von RNA Transportmechanismen die Synthese und Freisetzung von Interferon (7).

Durch die Identifikation spezifischer Gene und Rezeptoren, welche für die natürliche onkolytische und zytolytische Potenz der Viren verantwortlich sind, lassen sich auch Viren ohne ursprüngliche onkolytische Potenz heute gentechnisch so weiter verändern und optimieren, dass sie spezifisch auf Tumorzellen wirken. Die unterschiedlichen Vorgehensweisen werden im Folgenden an zwei Vertretern ausgeführt.

Das *Adenovirus* ist ein unbehülltes DNA Virus. Es kann Infektionen des oberen Atemtrakts verursachen. Adenoviren sind sehr stark immunogen. Die Tatsache, dass sie gentechnisch relativ leicht zu manipulieren sind und ihr Genom bis zu 10 kb fremder DNA aufnehmen kann, macht sie zu beliebten Vektoren in der Gentherapie. Eine Reihe verschiedener Ansätze wurden bisher verfolgt, um Adenoviren zu einem sichereren und potenteren Instrument im Kampf gegen den Krebs zu machen.

Ein Ansatz beruht auf der Deletion der E1 Adenovirusgene. Die E1 Genprodukte sind essentiell für die Virusausbreitung in gesunden Zellen, während sie bei malignen Zellen vernachlässigbar sind. Die Genprodukte inhibieren das p53 Tumorsuppressor- und das Retinoblastom (Rb)-Protein. Gesunde Zellen machen einen Zellzyklusarrest und Apoptose durch, sofern sie von Adenoviren ohne aktives E1 Gen infiziert werden. In malignen Zellen deren Rb und P53 Gene häufig inaktiv sind können sich die Adenoviren jedoch weiter verbreiten (1). Das gentechnisch modifizierte Adenovirus ONYX-015 trägt eine solche Deletion des E1 Gen. Ein zweiter Ansatz beruht auf der Tatsache, dass Adenoviren spät in ihrem Replikationszyklus das so genannte Adenovirus Death Protein (ADP) synthetisieren, welches ihnen eine effektive Zelllyse ermöglicht. Bei der Herstellung von adenoviralen Vektoren geht dieses Gen häufig verloren. Ein Wiedereinbau hat zur Folge, dass ADP früher und in größeren Mengen produziert wird, und somit die Wirtzelle potenter lysiert werden kann (8,9). Ein anderer Ansatz macht sich die Tatsache zu Nutze, dass Krebszellen spezifische Promotoren besitzen, welche Gene ablesen, die für die virale Replikation wichtig sind. Wird nun der virale Promotor durch einen humanen ersetzt, der in Tumorzellen aktiver ist, kann man die Replikation auf Tumorzellen beschränken. Ein Beispiel hierfür ist das CV706 Adenovirus, bei dem der PSA-Gen-Promotor vor das E1 eingebaut wurde. Dadurch repliziert sich CV706 am stärksten in Zellen mit hohen PSA-Spiegeln, wie sie in der Prostata vorherrschen. Ein weiterer Ansatz versucht Virushüllproteine so zu verändern, dass sie spezifisch zu Krebszellproteinen passen. Viren binden während ihres Infektionszyklus an eine

6

oder mehrerer Oberflächenproteine ihrer Wirtzellen. Adenoviren benutzen z.b. das so genannte Fadenprotein zur Zellbindung an den Coxsacki-Adenovirus-Rezeptor (CAR) auf der Zelloberfläche und die Pentan-Basen zum Zelleintritt. Der CAR-Rezeptor ist nur auf wenigen humanen Karzinomzellen exprimiert, wie beispielsweise Prostatakarzinomzellen. Der C-Terminus des Fadenproteins lässt sich aber gentechnisch durch die Addition von 20 Lysinresiduen so modifizieren, dass das Virus in der Folge spezifisch auch andere Zellen infiziert (8).

Das humane *Herpes-Simplex-Virus* (HSV-1) ist ein behülltes DNA Virus. Die Tatsache, dass große Mengen Fremd-DNA in sein Genom integriert werden können und wirksame Virusstatika zur Verfügung stehen, gleicht den Nachteil der hohen Pathogenität wieder aus. Seine Tumorspezifität wurde unter anderem durch Deletion des Ribonukleotidreduktase Gens (RR-Gen) erreicht. Diese Mutanten replizieren sich vorzugsweise in Tumorzellen, deren RR-Pools, aufgrund der massiven Zellteilung herauf reguliert sind. Sie bleiben trotzdem sensitiv gegenüber Aciclovir und Ganciclovir (1). Eine Möglichkeit, die Effektivität von HSV-1 zu erhöhen, ist ein Gen innerhalb des RR-Genlokus zu inserieren, wie z.B. das Cytochrom-P450-Gen der Ratte. Dadurch werden Prodrugs wie u.a. Cyclophosphamid (CPA) in ihre aktiven Metabolite überführt und wirken so stärker auf die malignen und weniger auf die gesunden Zellen. So ist das Virus in der Lage die Effektivität einer CPA Therapie zu optimieren, während CPA durch eine Immunsuppression die Virusausbreitung erhöht (3). Durch das Einbringen immunstimulierender Gene wie dem Interleukin-4-Gen (IL4) der Maus wird ein Einwandern von Makrophagen und anderen Immunzellen in das Tumorgewebe erhöht und, so wird angenommen, das Ausbilden einer antitumoralen Immunität gefördert, welche in der Lage wäre Metastasierung zu verhindern (8).

Tabelle 3 Eigenschaften onkolytischer Viren (modifiziert nach A. Manish(6))

	Adenovirus	HSV-1	Vaccina Virus	Reovirus	VSV	Masernvirus	NDV
Genom	ds DNA	ds DNA	ds DNA	ds DNA	-ss RNA	-ss RNA	-ss RNA
Kapazität	10kb	30kb	25kb	n.a.	n.a.	n.a.	n.a.
Lebenszyklus	24 h	12 h	8 h	18 h	n.a.	n.a.	18 h
Virustatika vorhanden?	nein	ja	eventuell	eventuell	n.a.	n.a.	nein

Gentechnisch e Manipulation möglich?	leicht	schwer	leicht	sehr schwer	n.a.	n.a.	schwer
Immunogenitä t	hoch	mäßig	hoch	leicht	n.a.	n.a.	hoch
Virulenz	leicht	ja	leicht	nein	n.a.	n.a.	nein

1.4   Erhöhung der Sicherheit und Effizienz onkolytischer Viren

1.4.1   Erhöhung der Sicherheit

Es lässt sich zusammenfassend festhalten, dass die Sicherheit onkolytischer Viren u.a. durch die unter *1.3.2.* angesprochenen Mechanismen, wie die Deletion von Genen oder Genprodukten für die Virusvermehrung in gesunden Zellen, das Einbringen von tumorspezifischen Promotoren und die Modifikation von viralen Adsorptionsproteinen erhöht werden kann.

1.4.2   Erhöhung der Effizienz

Eine Erhöhung der Effizienz wird durch das Einbringen zytotoxischer und/oder medikamentensensitiver Gene erreicht. Auch eine Erhöhung der Virusverbreitung durch einen Schutz bzw. Abschirmung vor dem Immunsystem durch Polymerummantelung oder Serotypenwechsel sind hilfreich. Sowohl Immunsuppression, als auch eine Aktivierung des Immunsystems durch immunstimulierende Gene können zu einer Effizienzerhöhung des Virus beitragen. Eine bisher noch nicht angesprochene Möglichkeit birgt das Einbringen von Genen für den endothelialen Wachstumsfaktor (VEGF) oder eine Modifikation der viralen Adsorptionsproteine, wodurch das Binden an Endothelrezeptoren optimiert werden kann (7).

1.5   Zielsetzung

Maligne Neubildungen sind mit einer Inzidenz von 424 000 Neuerkrankungen in Deutschland im Jahre 2002 sehr häufige Erkrankungen, die oft mit gängigen Therapieschemata nicht adäquat behandelt werden können. Trotz aggressiver Bestrahlungen und Chemotherapien hat sich die Überlebensraten der meisten metastasierenden Krebserkrankungen nicht erhöht (10). Mit dieser Arbeit möchte ich versuchen, das Potential, aber auch die möglichen Risiken der Therapie von Krebserkrankungen des Menschen mit onkolytischen Viren zu beleuchten. Im Einführungsteil habe ich die naturwissenschaftlichen Grundzüge ihrer Wirkungsweise erläutert und bin auf die Vorraussetzungen eingegangen, die erfüllt werden müssen, damit onkolytische Viren beim Menschen Anwendung finden können. Im Folgenden möchte ich anhand der Ergebnisse mehrerer klinischer Studien aufzeigen, an welchen Stellen weiterer Handlungsbedarf und Forschungspotential bestehen.

2. Methodik

2.1 Ein- und Ausschlusskriterien

Für die vorliegende systematische Übersichtsarbeit wurden ausschließlich klinische Studien am Menschen berücksichtigt, die sich mit der Behandlung von Krebserkrankungen durch onkolytische Viren beschäftigten. Es wurden nur solche Studien ausgewählt, welche einen der im Einführungsteil genannten Viren als Schwerpunkt behandelten. Besonderes Augenmerk wurde darauf gelegt, dass die Studien Aussagen über Effizienz und Sicherheit der Therapie tätigten. Nicht berücksichtigt wurden Studien, welche onkolytische Viren lediglich als so genannte Genshuttles, ohne Ausnutzung ihres onkolytischen Potentials, nutzten. Weiterhin unberücksichtigt blieben Studien die onkolytische Viren in Form so genannter Zelllysate zur Krebstherapie benutzten.

2.2 Suchstrategie

Zur Identifizierung der Studien wurde die computerisierte Datenbank medizinischer Fachartikel MEDLINE im Zeitraum vom 06. bis 15. August 2008 systematisch durchsucht. Bei der Suche kamen standardisierte Stichwörter nach dem „MeSH"-System zur Anwendung. Es wurden bezüglich des Veröffentlichungsdatums keine Einschränkungen vorgenommen. Die Suche lautete bei Pubmed

(("Oncolytic Viruses"[Mesh] OR "Oncolytic Virotherapy"[Mesh])) Limits: Humans, Clinical Trial

Die gefundenen Artikel wurden gelesen und entsprechend der Einschlusskriterien berücksichtigt oder verworfen.

3. Ergebnisse

3.1 Suchergebnisse

Die Pubmed Suche mit den MeSH -Stichwörtern ergab primär acht Treffer wovon eine Studie (11) nicht über den Charité-Account kostenlos zugänglich war. Alle Ergebnisse waren klinische Studien am Menschen im Zeitraum der letzten fünf Jahre. Zwei Studien (12,13) wurde nicht berücksichtigt, da sie die oben genannten Einschlusskriterien nicht erfüllten. Eine Studie beschäftigte sich mit der Anwendung onkolytischer Viren in Form so genannter

Zelllysate, eine zweite hatten das Vaccinia Virus aus der Familie der Poxviridae zum Schwerpunkt, das in dieser Arbeit leider keine Berücksichtigung finden konnte.

Zur Beurteilung der anderen gefundenen Studien, wurden diese in einer Tabelle mit vorbereiteten Feldern hinsichtlich Virus-, Tumor- und Applikationsart, sowie Virusdosis und Patientenpopulation verglichen. Als Kriterium für die Wirksamkeit der Therapie wurde das Vorliegen von Voll- und Teilremissionen (nach WHO Kriterien), sowie die Überlebensrate als ausschlaggebendes Kriterium berücksichtigt. Daneben gingen auch Krankheitsstabilisation und deren Dauer in die Auswertung mit ein. Zur Bestimmung der Verträglichkeit und Sicherheit wurden Nebenwirkungen, sofern aufgetreten und in Zusammenhang mit der Behandlung stehend, in der Tabelle zusammengetragen. Die in Verbindung mit der Therapie stehenden Nebenwirkungen wurden außer bei den Studien von Forsyth und Hu et al. (14,15) nach den Common Toxicity Criteria des National Cancer Institutes angegeben.

Nach Beendigung der ersten Datenaufnahme wurden die Tabellen 4 und 5 in einem zweiten Durchlauf unter erneuter Durchsicht der Studien auf Richtigkeit und Vollständigkeit überprüft. Um eine Vergleichbarkeit zu gewährleisten wurden Daten, sofern nötig, in andere Einheiten konvertiert.

3.2   Studiencharakteristika

Bei sämtlichen Studien handelte es sich um klinische Phase I/II Studien am Menschen, welche weder randomisiert, noch kontrolliert wurden. Behandelt wurden Patienten mit Glioblastoma Multiforme (GBM), sowie anderen fortgeschrittenen, unheilbaren und messbaren Tumoren. Patienten mit arbeitsplatzbedingtem Kontakt zu Geflügel wurden bei zwei (16,17) der drei Studien zu NDV ausgeschlossen. Ebenso durfte keine Hypersensitivität gegenüber Hühnereiern bestehen, da das NDV in solchen vermehrt und anschließend extrahiert wurde. Mit Ausnahme einer Studie (15) wurden nur Patienten älter als 18 Jahre und einer verbleibenden Mindestlebenserwatung von zwei Monaten zu der Therapie zugelassen. Eine Schwangerschaft musste bei allen weiblichen Probanden ausgeschlossen werden. Weitere Daten zum Studiendesign und Studienpopulation sind Tabelle 5 zu entnehmen.

3.3   Effizienz der Therapie

Während der Studie von Laurie et al. (16) wurde bei einer Patientin mit einem Rektumkarzinom eine partielle Remission von > 90% beobachtet. Das Wachstum einer 4,5 cm großen palpablen Lymphknotenmetastase stagnierte für 13 Monate und konnte nach vier Monaten nicht mehr getastet werden. Bei sechs von vierzehn evaluierbaren Patienten schritt die Erkrankung jedoch auch im zweiten Therapiezyklus weiter voran. Von den verbliebenen acht Patienten hatte sich die Erkrankung bei fünf Patienten stabilisiert. Ein Patient mit einem kolorektalen Karzinom, welches sich gegenüber einer Chemotherapie als refraktär erwiesen hatte, blieb über elf Monate stabil.

Bei der Studie von Forsyth et al. (14) schritt die Erkrankung bei zehn von elf evaluierbaren Patienten trotz Therapie voran. Bein einem Patienten blieb die Erkrankung für 76 Wochen stabil. Die Überlebensrate lag im Mittel bei 21 Wochen, drei Patienten überlebten länger als ein Jahr. Von diesen Patienten litt jedoch nur ein Patient tatsächlich an einem GMB. Der elfte, nicht evaluierbare Patient litt an einem aplastischen Astrozytom und war zum Zeitpunkt der Datenerhebung noch immer am Leben.

Sämtliche Studienteilnehmer der Forschergruppe um Freeman et al. (18) hatten messbare Tumore von 2,0 - 45,0 cm^2 im Querschnitt. Ein Patient mit einem 9,5 cm^2 messenden Tumor, der sich gegenüber zwei vorhergegangen Chemotherapien und einer Bestrahlung refraktär gezeigt hatte, stabilisierte sich bei der ersten Nachfolgeuntersuchung, während er bei der zweiten Nachuntersuchung eine Teil- und bei der dritten eine komplette Remission präsentierte. Leider erwies sie sich als instabil und er verstarb innerhalb von 61 Wochen nach Therapiebeginn. Die Gesamtüberlebensrate lag im Mittel bei 32 Wochen. Zwei weitere Patienten mit vorhergegangener Krankheitsprogression überlebten länger als ein Jahr.

Von der Gesamtstudienpopulation von Hotte et al. (17) hatten 15 der 18 evaluierbaren Patienten eine Krankheitsstabilisierung. Des Weiteren wurden eine Vollremission, drei Teilremissionen und zwei minimale Remissionen beobachtet. Die Hälfte der Patienten hatte ein progressionsfreies Intervall von mindestens vier Monaten, ein Drittel der Patienten überlebte länger als zwei Jahre. Anhand Tumorbiopsien von zwei Patienten mit Remission konnten starke Entzündungsreaktionen sowie Fibrosen nachgewiesen werden.

Hu et al. (15) konnten in ihrer Studie keine Voll- oder Teilremissionen dokumentieren. In der Einzeldosis Gruppe entwickelte eine Patientin mit Brustkrebs eine Krankheitsstabilisation. Die intradermale Infiltration bei einer zweiten Brustkrebspatientin verschwand, obwohl an anderen Stellen neue Läsionen auftraten. In der Multidosis Gruppe kam es zur Krankheitsstabilisierung bei zwei Patienten mit Melanomen. Bei einer Patientin mit Brustkrebs sistierte eine oberflächliche Läsion während die Krankheit in der Leber fortschritt. Ähnliches konnte bei zwei weiteren Patienten beobachtet werden. Weitere zwei Patienten zeigten eine Abflachung von sowohl injizierten, als auch unbehandelten Läsionen. Bei einem Patient mit einem Melanom schrumpfte eine uninjizierte Läsion.

3.4 Sicherheit und Verträglichkeit der Therapie

Der Therapieversuch mit onkolytischen Viren wurde generell gut vertragen. Grippeähnliche sowie gastrointestinale Nebenwirkungen stellten unabhängig von Tumor-, Virus-, und Applikationsart die am häufigsten zu beobachtenden Nebenwirkungen (Grad I-II) dar und stagnierten mit wiederholter Applikation. Höhergradige Nebenwirkungen (Grad III/IV) wie Leuko- und Neutropenie, sowie Lebertransaminasenanstieg wurden bei Laurie und Hotte et al. (16,17) beobachtet. Forsyth et al. (14) beobachteten einen Grad III Anstieg der Glutamyltranspeptidase. Bis auf Hu et al. (15) wurden keine dosislimitierenden Nebenwirkungen beobachtet. Es wurden keine kumulative Toxizität nachgewiesen, ebenso wenig wie entzündliche cerebrale Veränderungen nach intrakranieller Applikation bei Forsyth und Freeman et al. (14,18).

Häufig zu beobachten waren neben allgemeinen Symptomen, tumorspezifische, entzündliche Veränderungen, die mit einer Schwellung, Rötung und Schmerzen einhergingen. Diese äußerten sich in Abhängigkeit von Tumorlokalisation und Ausbreitung unterschiedlich stark. Bei Laurie et al. (16) entwickelt ein Patient mit Gallengangmetastasen einen posthepatischen Ikterus, welcher auf einen obstruktiven Verschluss des Gallengangs zurückzuführen war. Zwei Patienten mit großen intraabdominalen Metastasen entwickelten Darmverschlüsse, welche aber nicht operativ behandelt werden mussten. Weiterhin entwickelten drei Patienten mit Lungenmetastasen moderate Atemnot. Bei i.v. Applikation traten bei Laurie und Hotte et al. (16,17) leichte infusionsbhängige Rücken- und Brustschmerzen auf.

Bei Hu et al. (15) wurden bis auf einen Patienten überall sehr starke lokale Entzündungsreaktionen beobachtet, deren Ausprägung bei seronegativen Patienten größer war. Serokonversion wurde in allen Studien beobachtet. Antikörper gegen Reovirus wurde prätherapeutisch bei keinem Probanden registriert. Gegen das NDV besaß ein Patient eine vorbestehende Immunität. Wie zu erwarten war, konnten bei zwei Drittel der Probanden um Hu et al. Antikörper gegen HSV-1 nachgewiesen werden. Trotzdem konnten keine Unterschiede bezüglich des klinischen Outcomes zwischen seronegativen- und positiven Patienten festgestellt werden. Im Hinblick auf andere Nebenwirkungen und die der Höhe der detektierbaren Viren in Tumornähe kann hingegen festgehalten werden, dass beide in seronegativen Patienten vermindert waren.

4. Diskussion

4.1 Hauptergebnisse

Wie bereits unter III angedeutet wurde die Therapie mit onkolytischen Viren bei den von mir untersuchten Studien gut vertragen, die Mehrheit der schwerer wiegender Nebenwirkungen sind auf spezifische Entzündungen von Tumorgewebe zurück zu führen und lassen sich durch sorgfältige prätherapeutische Patientenselektion minimieren. So wurden von Laurie et al. (16) u.a. Patienten mit großen pulmonalen Metastasen und/oder einer generellen Einschränkung ihrer Lungenfunktion (FEV<75%) im Vorhinein ausgeschlossen. So konnten schwere Nebenwirkungen, wie sie bei vorhergegangenen Studien mit PV701 bereits eingetreten waren, verhindert werden (19). Die grippeähnlichen Nebenwirkungen konnten durch Desensibilisierungsmethoden, die infusionsabhängigen Nebenwirkungen durch langsamere Infusionen gemindert werden (17).

Bezüglich der Effizienz der Therapie lassen sich nur sehr schwer allgemein gültige Aussagen treffen. Selbst die wenigen, von mir untersuchten, Studien zeigten teilweise uneinheitliche Ergebnisse. Die Studie von Freeman et al. (18) an Glioblastompatienten zeigte z.b. eine vollständige Remission, was selbst bei der Behandlung mit dem derzeitigen Goldstandard Temozolamid sehr selten ist (18). Auch Hotte et al. beobachteten Remissionen unterschiedlichen Ausmaßes. Die Hälfte ihrer Patienten hatten ein progressionsfreies Intervall von mindestens vier Monaten, was schon für sich allein gesehen ein beachtliches Ergebnis für fortgeschrittenen und z. T. Chemotherapie refraktäre Krebserkrankungen darstellt. Trotz allem Optimismus muss jedoch festgestellt werden, dass die positiven Ergebnisse in der Regel nicht übertragbar oder wiederholbar sind. So kamen z.B. Forsyth et al. (14) bei der Behandlung ihrer GBM-Patienten zu weit weniger positiven Ergebnissen als Freeman et al. (18). Dies könnte u.a. an der Applikation eines anderen Virus, einer anderen Studienpopulation oder schlicht darin begründet sein, dass es bei zum Teil exzessiv vorbehandelten Patienten - und dies trifft auch auf andere Behandlungsformen zu - generell schwierig ist einen Behandlungserfolg alleinig einer einzelnen Therapie zu zuschreiben. Trotz der teilweise geringen Effizienz, muss trotzdem berücksichtigt werden, dass onkolytische Viren immer noch eine der wenigen Therapieoptionen darstellen, die im Gegensatz zu anderen Behandlungskonzepten, wie Bestrahlung und Chemotherapie, in der Lage sind, ohne nennenswerte Effekte auf gesunde Zellen einen Behandlungserfolg zu erzielen und die Lebensqualität der Patienten zu verbessern. Die Tatsache, dass bei mehreren Studien (5) ein additiver onkolytischer Effekt bei Kombinationstherapien von Viren mit Bestrahlung und Chemotherapie nachgewiesen werden konnte, lässt weiter hoffen.

4.2   Stärken und Schwächen der Arbeit

Wie bei jeder Arbeit die auf einer Literaturrecherche beruht, besteht auch hier die Gefahr, dass nicht alle Studien zu der Fragestellung berücksichtigt werden konnten. Dies liegt zum einen daran, dass bei der Verwendung von Mesh-Begriffen eine Reihe weiterer Studien nicht erfasst werden konnten, und zum anderen möglicherweise schon neuere Studien vorgelegt wurden, die noch nicht Eingang in die Suchmaschinen gefunden haben

Betrachtet man die, von mir untersuchten, Studien, so wird ersichtlich, dass diese neben zum Teil sehr unterschiedlichen Krebserkrankungen weder das gleiche Virus, noch dieselbe Applikationsform zum Thema hatten. Es ist leicht nachvollziehbar, dass diese Heterogenität das Vergleichen der Ergebnisse miteinander sehr erschwert. Um eine verlässliche Einschätzung der Erfolgsraten der Therapie mit onkolytischen Viren abgeben zu können wäre es hilfreich gewesen, die Therapieerfolge mit denen etablierter Methoden wie Chemotherapie und Bestrahlung vergleichen zu können. Dazu wären weitere Informationen über die Schwere der Erkrankung, z.B. gemessen an dem Vorhandensein von Fernmetastasen u.a., nötig gewesen, die leider von keiner der untersuchten Studie geliefert wurden. Generell lässt sich festhalten, dass es sinnvoller gewesen wäre, sich bei dieser Arbeit auf eine Virus-, und/oder Krebsart zu beschränken. Gleichzeitig hätte es eine solche Limitierung jedoch unmöglich gemacht, einen umfassenden und mehrschichtigen Überblick über dieses Thema zu geben, den ich mit dieser Arbeit angestrebt habe.

4.3   Offene Fragen und zukünftige Forschungsbereiche

Wichtigstes Kriterium für die zukünftige Etablierung der Therapie mit onkolytischen Viren, neben den gängigen Therapieschemata, ist zweifelsohne eine ausreichende Effizienz bei geringen Nebenwirkungen. Dass die Therapien bei unterschiedlichen Voraussetzungen problemlos vertragen wurden, konnte mit dieser und einer Reihe anderer Arbeiten (6) gezeigt werden. Die Tatsache, dass sowohl in den hier vorliegenden Studien, als auch weiteren Studien, Viren in Urin, Speichel und Tränenflüssigkeit bis zu drei Wochen nach Therapieende nachgewiesen werden konnten, zeigt, dass die Möglichkeit einer Ansteckung von Patientenkontakten und medizinischem Personal gegeben ist. Die Gefahr, die das Einbringen von fremden Genen in infektiöse Einheiten, wie Viren, birgt, ist schwer abzuschätzen und darf keinesfalls vernachlässigt werden, wie eine Studie von Jackson et al. (20) am

Mausmodell eindrucksvoll bewiesen hat. Absolute Sicherheit onkolytischer Viren ist also nicht gegeben.

Sofern die Sicherheit und Verträglichkeit der verschiedenen Viren gesichert werden kann, sollte der nächste Schritt eine weitere Effizienzerhöhung zum Ziel haben. Die möglichen Mechanismen wurden im Einführungsteil bereits geschildert. Weiterhin bleibt zu klären welche Rolle dem Immunsystem zuzuschreiben ist, welche Konsequenzen eine vorbestehende Immunität nach sich zieht und inwiefern Kombinationen mit Bestrahlung und Chemotherapie sinnvoll sind. Mit den gängigen bildgebenden Verfahren wie MRT und CT ist es fast unmöglich die Pharmakodynamik und -kinetik von onkolytischen Viren ausreichend aufzuklären. Die Möglichkeit den Weg der Viren im Körper beobachten und auswerten zu können, ist aber von enormer Wichtigkeit, um die Therapie zu optimieren und oben genannte Fragen klären zu können. Die Kenntnis darüber, welche Zellen von welchen Viren unter welchen Umständen bevorzugt infiziert werden, liefert wertvolle Anhaltspunkte, um zukünftig Patienten mit bestimmten Krebserkrankungen den optimalen Virus in der sichersten Applikationsform verabreichen zu können. Dies würde die Sicherheit und Effizienz weiter erhöhen (5). Auch könnten Fehleinschätzungen bezüglich der Unterscheidung zwischen Tumorprogression und entzündlichem Geschehen, wie sie bei unterschiedlichen Studien aufgetreten sind (6), in Zukunft vermieden werden. Der Einbau bestimmter Transporter, wie dem Na/J-Symporter in Viren, und die daraus resultierende Detektierbarkeit via PET (Positronen-Emissions-Tomographie) könnte dies ermöglichen (6).

5. Zusammenfassung

Hintergrund Mit einer Inzidenz von 424 000 Neubildungen in Deutschland im Jahre 2002 ist Krebs eine der häufigsten Erkrankungen. Wie bereits im Text erwähnt, lassen sich viele metastasierende Krebsarten mit den gängigen Therapieschemata oft nicht adäquat behandeln (10). Der Einsatz von onkolytischen Viren kann dabei eine Behandlungsalternative darstellen.

Ziel Die Erstellung einer systematischen Übersichtsarbeit zur Klärung des Potentials onkolytischer Viren in der Krebstherapie und eine allgemeine Informationsvermittlung zum Thema onkolytische Viren.

Material und Methoden Die computerisierte Datenbank medizinischer Fachartikel MEDLINE wurde systematisch nach klinischen Phase I/II Studien am Menschen durchsucht, und die gefundenen Artikel entsprechend der Einschlusskriterien berücksichtigt oder verworfen. Es wurden nur solche Artikel berücksichtigt, die Aussagen über Sicherheit und Effizienz der Therapie tätigten.

Ergebnisse Im Zeitraum von Februar 2003 bis Juni 2008 wurden acht Artikel identifiziert, wovon vier den Einschlusskriterien entsprachen. Die untersuchten Studien unterscheiden sich zum Teil erheblich hinsichtlich verwendeter Virusart und Grunderkrankung. Somit wird ein Vergleichen der Ergebnisse untereinander und mit gängigen Therapieschemata sehr erschwert und eine Effizienzbestimmung fast unmöglich. Generell lässt sich festhalten, dass sich die Therapie als nebenwirkungsarm darstellte.

Schlussfolgerungen Eine Effizienz der Therapie mit onkolytischen Viren ist zum jetzigen Zeitpunkt nicht einheitlich nachweisbar. Die Therapie ist jedoch nebenwirkungsarm und zeigt keine potentiellen Kreuzresistenzen zu gängigen Behandlungsschema (21). Somit ist die Durchführung weiterer größerer klinischer Studien zur Effizienzbestimmung gerechtfertig und erstrebenswert. Zudem sollten Sicherheit und Verträglichkeit der Agenzien weiter gesteigert werden, um Krebspatienten in Zukunft verträglicher und erfolgreicher therapieren zu können.

6. Literaturverzeichnis

1 Wilder O. Oncolytic viruses as therapeutic agents. Ann Med. 2001;33(5):291-304

2 Kelly E, Russell SJ. History of oncolytic Viruses: Genesis to Genetic Engineering. Mol Ther. 2007;15(4):651-9.

3 Mullen JT, Tanabe KK. Viral Oncolysis. Oncologist. 2002;7(2):106-19.

4 Vähä-Koskela MJ, Heikkilä JE, Hinkkanen AE. Oncolytic viruses in cancer therapy. Cancer Lett. 2007;254(2):178-216.

5 Cattaneo R., Miest T., Shakova E.V., Barry MA. Reprogrammed viruses as cancer therapeutics: targeted, armed and shielded. Nat Rev Microbiol. 2008 Jul;6(7):529-40.

6 Manish, A., Martuza RL. Oncolytic viral therapies - the clinical experience. Oncogene. 2005 Nov 21;24(52):7802-16.

7 Russell SJ, Peng KW Viruses as anticancer drugs. Trends Pharmacol Sci. 2007;28(7):326-33.

8 Ring CJ. Cytolytic viruses as potential anti-cancer agents. J Gen Virol. 2002;83(Pt 3):491-502.

9 Doronin K, Toth K, Kuppuswamy M, Ward P, Tollefson AE, Wold WS. Tumor-specific, replication-competent adenovirus vectors overexpressing the adenovirus death protein. J Virol. 2000;74(13):6147-55.

10 Li QX, Liu G, Wong-Staal F. Oncolytic virotherapy as a personalized cancer vaccine. Int J Cancer. 2008;123(3):493-9.

11 Nakao A. et al. Clinical experiment of mutant herpes simplex virus HF10 therapy for cancer. Curr Cancer Drug Targets. 2007;7(2):169-74.

12 Voit C, Kron M, Schwürzer-Voit M, Sterry W. Intradermal injection of Newcastle disease virus-modified autologous melanoma cell lysate and interleukin-2 for adjuvant treatment of melanoma patients with resectable stage III disease. J Dtsch Dermatol Ges. 2003;1(2):120-5.

13 Park BH et al. Use of a targeted oncolytic poxvirus, JX-594, in patients with refractory primary or metastatic liver cancer: a phase I trial. Lancet Oncol. 2008;9(6):533-42.

14 Forsyth P. et al. A phase I trial of intratumoral administration of reovirus in patients with histologically confirmed recurrent malignant gliomas. Mol Ther. 2008;16(3):627-32.

15 Hu JC. A phase I study of OncoVEXGM-CSF, a second-generation oncolytic herpes simplex virus expressing granulocyte macrophage colony-stimulating factor. Clin Cancer Res. 2006;12(22):6737-47.

16 Laurie SA. et al. A phase 1 clinical study of intravenous administration of PV701, an oncolytic virus, using two-step desensitization. Clin Cancer Res. 2006;12(8):2555-62.

17 Hotte SJ. et al. An optimized clinical regimen for the oncolytic virus PV701.Clin Cancer Res. 2007;13(3):977-85.

18 Freeman AI. et al. Phase I/II trial of intravenous NDV-HUJ oncolytic virus in recurrent glioblastoma multiforme. Mol Ther. 2006;13(1):221-8.

19 Pecora AL. et al. Phase I trial of intravenous administration of PV701, an oncolytic virus, in patients with advanced solid cancers. J Clin Oncol. 2002 May 1;20(9):2251-66.

20 Jackson RJ, Ramsay AJ, Christensen CD, Beaton S, Hall DF, Ramshaw IA. Expression of mouse interleukin-4 by a recombinant ectromelia virus suppresses cytolytic lymphocyte responses and overcomes genetic resistance to mousepox. JVirol. 2001 Feb;75(3):1205-10.

21 Vile R, Ando D, Kirn D. The oncolytic virotherapy treatment platform for cancer: unique biological and biosafety points to consider. Cancer Gene Ther. 2002 Dec;9(12):1062-7.

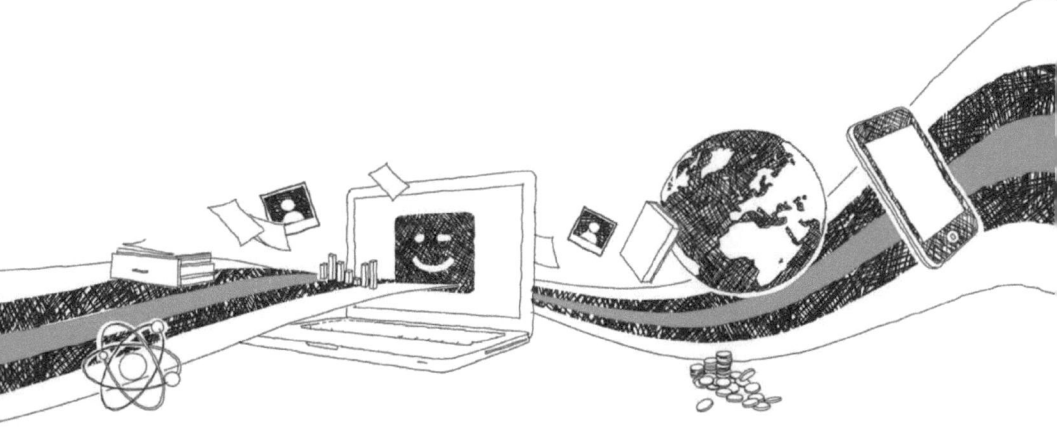
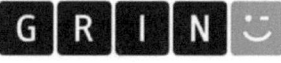